AF585946

PROJET

D'UNE

RÉORGANISATION

DU PERSONNEL DE SANTÉ

DES ARMÉES DE TERRE,

PAR

Le Docteur CHOQUET, V.-A.,

Principal de 1re classe, en retraite.

PRÉSENTÉ

À MM. LES REPRÉSENTANTS

DE L'ASSEMBLÉE NATIONALE LÉGISLATIVE.

PARIS,

IMPRIMERIE DE L. MARTINET,

RUE MIGNON, 2.

1851

PROJET

D'UNE

RÉORGANISATION

DU PERSONNEL DE SANTÉ

DES ARMÉES DE TERRE.

L'ordonnance du 19 octobre 1841 a fixé le cadre constitutif des officiers de santé militaires, sur un effectif de 1,377 officiers, qui coûtent annuellement 3,293,640 francs. On ferait un service mieux coordonné avec un personnel moins nombreux, en établissant l'unité dans la profession de médecin, et, partant, en supprimant les titres de chirurgien et de pharmacien comme impropres, inutiles et même préjudiciables au bien du service, étant une cause perpétuelle de discorde entre les membres d'un corps dévoué, mais qui manque, par ses divisions, d'inspirer aux malades et aux blessés un certain respect, nécessaire au genre d'obéissance qu'ils leur doivent dans l'intérêt de leur guérison.

La suppression des hôpitaux d'instruction est, certes, une très judicieuse et bonne mesure, car ces établissements, fort onéreux d'ailleurs, sont dans l'impossibilité d'instruire des élèves qui sont incessamment détournés de leur application aux études, par les nécessités d'un service d'hôpital; d'un autre côté, quels professeurs!... Quant à la chirurgie et à la pharmacie, comme, à l'avenir, les officiers de santé militaires ne pourront plus se recruter que par des docteurs, qui aient au moins un droit légal d'exercer la plénitude de la médecine, ainsi qu'on l'a exigé, même pour les soins à donner aux pauvres dans les bureaux de charité; n'est-il pas de rigueur qu'on ne puisse pas moins faire à l'égard des jeunes gens que la loi enlève à leurs familles, pour le salut du pays : or, tout docteur digne de ce titre, est chirurgien et pharmacien, puisque les études médicales se confondent dans nos trois Facultés, et que ces études seraient incomplètes et surtout insuffisantes, sans les connaissances chirurgicales et pharmaceutiques pratiques.

Il a semblé difficile, surtout en temps de guerre, de recruter les médecins militaires parmi les docteurs. Pour moi, je crois ce recrutement facile si on laisse les médecins dans les régiments, plus à leurs études et aux soins de leurs infirmeries, qu'à certaines exigences inutiles et vexatoires qui sentent trop le caporalisme. Il faut aussi éviter d'en faire des espèces d'administrateurs paperassiers, ce qui les met sous les ordres d'un intendant militaire qui, en sa qualité de directeur de l'administration de la guerre, pour le matériel et les choses, s'est emparé, beaucoup trop longtemps, du personnel de santé, et qui, totalement étranger à leurs connaissances et à leurs talents, prétend pourtant, à son petit point de vue, apprécier des médecins, les placer et les avancer au préjudice des intérêts de l'armée : c'est à cette influence stupéfiante qu'il faut attribuer qu'on ait remarqué trop souvent dans les officiers de santé des armées, certains charlatans, faiseurs intrigants, peu judicieux et parfois au-dessous des grands devoirs qui naissent pour eux, pendant et après les batailles. Cependant c'est un bonheur pour moi de me rappeler les douze campagnes que j'ai faites dans les armées de l'Empire, en qualité de chef du service de santé des hôpitaux et des ambulances, sur le champ de bataille ; je n'oublierai pas non plus ma satisfaction et ma reconnaissance envers l'autorité militaire ; car, les généraux nous voyaient comme des serviteurs dévoués au milieu des désastres de la guerre, et la considération qui en rejaillissait sur notre corps, lui donnait la puissance de mépriser l'injuste domination que les commissaires des guerres et les ordonnateurs prétendaient, bien gratuitement, exercer sur nous. Le célèbre Percy nous donnait d'ailleurs l'exemple de secouer le joug de ces administrateurs; j'avoue que j'ai bien suivi cet exemple, parce qu'il me répugnait, comme à notre chef, de me laisser mener par des ignorants fieffés dans l'art que nous cultivons; à la vérité, c'est à cette indépendance que j'ai dû de me voir éloigner, autant que ces administrateurs l'ont pu, des avantages qui étaient dus à de bons et très longs services. Qu'un sous-intendant chargé de la police administrative d'un hôpital militaire, prétende que les médecins, qui sont appelés à prescrire les moyens de rétablir la santé des malades et des blessés, soient placés sous les ordres de celui qui est tenu de mettre ces moyens, selon les règlements, à la disposition des médecins, c'est absolument un contre-sens qu'on ne croira plus possible dès que la réorganisation que je propose sera mise franchement et loyalement en pratique. Qu'un intendant soit le chef des commis de toute nature de l'administration, c'est là son domaine et il y est très compétent; je ne repousse pas, néanmoins, le contrôle administratif de l'intendance sur les médecins militaires; mais, je veux qu'il soit purement administratif, comme celui qu'elle exerce déjà sur tous les corps de l'armée. Quant à la police des médecins, elle appartient à leurs chefs, pour tout ce qui est de doctrine; or, pour leur conduite comme militaires, elle ne doit être livrée qu'à l'appréciation de l'autorité militaire du lieu, de la résidence ou du corps du délinquant, fût-ce même à l'autorité d'un grade peu élevé...

Toute assimilation à des grades militaires est, ou une insulte pour notre corps, ou une cause de jalousie dans l'armée. Il est pourtant démontré qu'il faut régler les prestations et le logement, afin que les médecins soient traités d'une manière digne, honorable pour eux, comme pour leurs nombreux clients.

Voici quel serait le cadre d'activité du pied de paix actuel :

Un directeur du corps et de la doctrine médicale, pris parmi les principaux en retraite : il serait attaché au ministère de la guerre et travaillerait, pour le placement et l'avancement, avec le ministre ou son délégué. Le directeur médical présenterait les candidats parmi lesquels le ministre choisirait.	Principaux de 1re classe, qui seraient chargés des inspections médicales.	Principaux de 2e classe, pour les grands établissements.	Médecins de 1re classe.	Médecins de 2e classe.	Médecins adjoints de 1re classe.	Médecins adjoints de 2e classe.	Il y a en activité 515 chirurgiens sous-aides; dans ce nombre, 133 sont reçus docteurs et susceptibles de passer médecins-adjoints de 2e classe. Quant aux 382 sous-aides non docteurs, ils seraient tenus de se faire recevoir dans un délai fixé, ou placés dans la loi sur l'état des officiers.	69 sous-aides en plus cette année portent le personnel actuel à 1,446 officiers, au lieu de 1,377 portés au cadre ; selon le projet que j'ai l'honneur de présenter, le cadre légal ne serait que de 981, quand les médecins à la suite et les sous-aides auront pu faire définitivement partie du cadre légal ou être mis en non-activité.
1	15	15	225	225	250	250		

On conçoit déjà que, par l'unité de profession que j'ai indiquée plus haut, il n'y aura plus qu'un chef par établissement, au lieu d'un médecin, un chirurgien et un pharmacien, se dénigrant et se chamaillant continuellement, ce qui nécessitait, trop souvent, l'intervention d'un sous-intendant ou d'un intendant, pour remplir le rôle de Perrin-Dandin, à propos de l'huître et des plaideurs.

Parmi les quinze principaux de 1re classe, le ministre en désignerait sept, pour des inspections médicales qui seraient seulement bisannuelles au lieu d'être annuelles, comme présentement; la France serait divisée en sept arrondissements d'inspection.

On ne conçoit guère des grades de principaux inspecteurs, créés sans doute par l'ancien projet, dans l'intention de donner aux membres du conseil de santé, le titre d'inspecteurs généraux; ce qui rappellerait trop la manie de Larrey de se faire donner constamment, par les siens, le titre fastueux et apocryphe de *général*. On supprimerait ces grades inutiles, pour conserver aux quinze principaux de 1re classe, la qualification de faisant fonctions d'inspecteurs médicaux.

Un inspecteur général, hors cadre, ne dirige-t-il pas déjà la médecine au Val-de-Grâce érigé, bien mal à propos, en école d'application...... Hé! mon Dieu, application de quoi? Est-ce qu'il y a dans la tête de quelqu'un, qu'il puisse exister réellement une médecine et une chirurgie spécialement militaires ; et cela dans le beau projet de faire asseoir les jeunes docteurs sur les bancs, pour aider encore au dégoût de la profession, au début dans la carrière.

La suppression de ces inspecteurs généraux est donc un bien; pour les droits acquis de ces messieurs, il suffit de rechercher leurs services réels, surtout en temps de guerre, pour savoir ce qu'ils ont fait, et ce qu'ils sont effectivement : ce qu'ils sont? des protégés de l'Intendance, dont ils se sont faits les très humbles valets, tout en livrant les plus chers intérêts du corps, dont ils étaient peu dignes de faire partie. Une question qui prime ces considérations, toutes fondées qu'elles sont, c'est la possibilité, sans nuire, d'économiser plusieurs centaines de mille francs annuellement, par la suppression des hôpitaux dits d'instruction, d'application, voire même de perfectionnement, quand on se contentait de mots; et aussi du conseil de santé, beaucoup plus nuisible au bien du service qu'il n'a jamais pu lui être utile. Or, avec les droits que ces inspecteurs généraux ont acquis, par l'intrigue, ils auront une bien meilleure retraite que de bons serviteurs dévoués au service, quand ces inspecteurs généraux, de nouvelle fabrique, ne l'ont jamais été qu'à leurs intérêts privés. Avec l'économie judicieuse qui résulterait de cette suppression nécessaire, on donnerait de meilleurs appointements aux classes inférieures du corps, et l'on favoriserait ainsi le recrutement du personnel, parmi les docteurs reçus dans l'une de nos trois Facultés. Que si le peu de goût, pour le service militaire, éloigne de nous les jeunes docteurs, qui manquent rarement de beaucoup de présomption au début dans la carrière, eh bien, nous nous rabattrons sur des docteurs qui ont déjà vérifié les inconvénients et les faibles avantages de la pratique civile, et qui, quoique plus âgés, peuvent rendre encore de bons services. D'ailleurs, armé de la loi sur l'état des officiers, on réglerait leurs droits acquis en cas d'insuffisance physique.

Les inspecteurs généraux formant le conseil de santé, dont l'influence, pour n'avoir pas été exercée avec considération et justice, est devenue nulle sur le corps de santé militaire, seront très utilement remplacés par un directeur médical, choisi parmi les principaux en retraite, homme de probité avant tout, d'une énergie convenable, qui compte d'excellents et longs services, qui soit étranger à tout esprit de système, éloigné de l'intrigue, dont il n'aura jamais été que la victime, qui ait appris les exigences du service de santé des armées sur les champs de bataille de l'Empire ou de l'Algérie, et qui, afin de pouvoir diriger la médecine militaire, soit partisan et imbu de la doctrine d'Hippocrate, dont l'application à la thérapeutique serait à la fois beaucoup plus utile aux malades et plus économique que cette anarchie de doctrines et de systèmes divers du jour, que l'hippocratisme ferait heureusement disparaître, en rappelant les médecins militaires à une saine pratique.

Pour obtenir un bon résultat de cette réorganisation, il faudrait que le ministre voulût bien laisser à ce directeur du corps médical, qui connaîtrait le personnel, d'abord, en s'en occupant constamment, et par le relevé des notes des inspections, une juste et utile influence sur le placement et l'avancement des médecins militaires ; cette concession du ministre est une condition *sine quâ non* pour que le directeur puisse acquérir et conserver l'influence nécessaire sur la pratique médicale, qui doit être simple comme la nature, dont elle doit suivre les lois et au secours de laquelle, elle ne doit venir que lorsque celle-ci pèche par excès ou par défaut : d'ailleurs, quelle médecine pourrait-on raisonnablement faire, en campagne dans des marches forcées, et par les temps les plus incléments? C'est dans ces marches stratégiques qui priment les meilleures considérations médicales, que les hommes de l'art n'ont guère d'empire sur le soldat qu'en agissant sur son moral, en partageant ses fatigues et ses nobles périls.

S'il se présente des cas graves dans l'armée, qui rendent nécessaire de confier à plusieurs hommes de l'art, l'examen des questions qui doivent éclairer le ministre, on formerait aisément une commission temporaire, prise parmi les docteurs en activité à Paris, ou même parmi les professeurs de la Faculté, que des jetons de présence, d'une valeur convenable, pourraient défrayer de leurs déplacements : cette commission serait toujours présidée par le ministre ou par le directeur médical. Cet axiome de la médecine d'Hippocrate *Naturæ morborum medicatrices*, doit guider le médecin prudent; et, celui qui a de l'expérience sait que sa puissance, dans la guérison des maladies, consiste à placer les malades, le plus possible, dans des conditions qui puissent favoriser la guérison qui est une opération de l'organisme, agissant par une force médicatrice, inconnue dans son essence, mais bien connue par ses miraculeux résultats : *Je le pansay et Dieu le guarit*, dit notre Ambroise Paré! Baglivi n'a jamais dit, j'ai guéri tel malade, mais bien, je lui ai donné mes soins et il a guéri. Aussi nomme-t-on dérisoirement guérisseurs ces médicastres dont les drogues n'empêchent pas toujours la nature de triompher de la maladie; car pour le médecin hippocratiste, les trois quarts des maladies aiguës guérissent par les seuls efforts de l'organisme, sous l'empire d'une diététique bien pondérée ; un demi-quart guérit malgré les médicaments nuisibles contre-indiqués, prescrits par des empiriques ou des barbares; et l'autre demi-quart guérit à l'aide de modificateurs utiles.

J'avais établi ce travail le 1er juillet dernier, quand j'ai appris, à Paris, que le projet de loi sur une réorganisation du personnel de santé des armées avait été présenté par M. le ministre de la guerre à l'Assemblée nationale législative, et imprimé: un ami, auquel je dois beaucoup de reconnaissance, me l'a donné, et c'est sur le vu de ce travail, qui contient effectivement de véritables progrès, que je vais essayer de faire à messieurs les Représentants du peuple, quelques objections sur le projet ministériel; et je soumets ces objections à leur capacité et à leur excellent jugement.

M. le ministre admet lui-même, dans son exposé des motifs, page 25, que l'expérience a fait reconnaître dans l'organisation aujourd'hui en vigueur des inconvénients. Oui, ces inconvénients existent, et ils sont grands; et pour y remédier efficacement, autant qu'il est au pouvoir des hommes de le faire, il faut d'abord supprimer totalement le conseil de santé, qui justifie si bien le *tot capita tot sensus:* ce conseil qui s'est fait, et qui voudrait bien continuer à se faire un obstacle à une organisation pratique qui, exécutée de bonne foi et loyalement, pourrait, ainsi seulement, assurer le recrutement du corps parmi les docteurs: ne voit-on pas déjà percer la disposition brouillonne de ce conseil par ses prétentions émises dans le projet ministériel? Je dirai d'abord, que la division en classes perd tout à fait son utilité en donnant au choix ce qu'on doit à l'ancienneté des services, parce que dans un corps où l'on n'est admis qu'au même titre, il ne peut y avoir de différences notables entre les docteurs, que la durée des services: j'en dirai autant des examens avant l'admission au service militaire: n'est-ce pas, pour alimenter des gens qui n'ont absolument rien à faire, insulter un docteur légalement admis à exercer la plénitude de l'art, autant que la Faculté qui l'a admis? Aussi voit-on ce conseil s'efforcer de rétablir, partout, des concours oiseux, afin de légaliser, sous une forme spécieuse, le plus méprisable arbitraire. Tout ce que l'on pourrait faire raisonnablement avant l'admission au service, serait de faire fournir par l'intéressé une copie dûment certifiée de son diplôme et le relevé des notes qu'il a obtenues à la Faculté qui lui a conféré ses degrés. Ces pièces seraient remises préalablement au directeur du corps médical, qui offrira plus de garantie que l'administration qui, au mépris de plusieurs décisions ministérielles, a osé donner de l'avancement contre le texte de ces décisions, et admettre comme valables des diplômes de Facultés étrangères prouvant, pour ces néo-docteurs, le besoin d'éluder la loi de leur pays, afin de trouver des facilités bien nécessaires dans leurs examens, qu'ils n'auraient pu espérer dans une Faculté française.

Un médecin devant différer en tout d'un militaire, il n'y a pas d'assimilation possible à des grades militaires; je crois néanmoins, avec le projet ministériel, que le personnel de santé devra obtenir dans l'armée le rang et les honneurs que comportent les services qu'il est appelé à y rendre : attendons donc avec confiance l'acte du pouvoir exécutif qui réglera ces prérogatives, et les dispositions complémentaires relatives à l'avancement dans le personnel du service de santé militaire : ces dispositions, je me hâte de le dire, doivent tenir grand compte des services qui constituent pour les médecins les droits les moins contestables.

Quant aux appointements dans chaque grade et dans chaque classe, ils doivent être judicieusement gradués, de manière à employer les 3,293,640 francs consacrés par les budgets au personnel de santé, mieux et plus utilement qu'on ne l'a fait dans l'organisation en vigueur : or, M. le ministre de la guerre est en position d'établir ce tarif mieux que personne, mais toujours en vue de recruter le corps utilement et facilement. M. le ministre fixerait également le traitement du directeur médical, qui renoncerait à sa pension de retraite, pendant le temps qu'il dirigerait le corps médical et la doctrine à suivre dans l'armée.

Les suppléments de solde par périodes de cinq ans dans le grade, seraient très onéreux et peu nécessaires en temps de paix; tandis que ces suppléments sont indispensables en temps de guerre, parce que l'isolement des médecins leur occasionne des dépenses qu'ils ne pourraient faire sans ces avantages extraordinaires; je souhaiterais que ces suppléments de guerre fussent de la moitié en sus, ainsi que cela avait lieu dans les armées de la République et de l'Empire.

Voici comment je rédigerais le projet de loi portant organisation du personnel de santé militaire :

Article premier.

Le service de santé dans les corps de troupes, les ambulances et les hôpitaux, est dévolu à des docteurs, et tous les officiers de santé qui réunissent cette condition, qu'ils soient chirurgiens ou pharmaciens, entreront dans le cadre légal en raison de leur ancienneté de grade, établie sur l'*Annuaire militaire;* le plus ancien dans le grade immédiatement inférieur, primerait dans les nominations faites le même jour.

Article 2.

Le corps des médecins militaires est composé ainsi qu'il suit :

Savoir :

15 médecins principaux de 1re classe.
15 médecins principaux de 2e classe.
225 médecins de 1re classe.
225 médecins de 2e classe.
250 médecins adjoints de 1re classe.
250 médecins adjoints de 2e classe.

Total. . 980

Article 3.

Le conseil de santé sera remplacé auprès du ministre de la guerre, par un principal en retraite, qui portera le titre de directeur du corps médical et de la doctrine à suivre dans l'armée : il présentera les candidats au ministre pour le placement et l'avancement; et il aura ainsi une juste influence sur les différentes positions du personnel qu'il connaîtra, en s'en occupant continuellement, et par le relevé des notes des inspections médicales.

ARTICLE 4.

Les médecins adjoints de 2e classe seront pris parmi les docteurs légalement reçus.

ARTICLE 5.

Les médecins seront placés par ordre ministériel dans les différents services auxquels leur aptitude particulière les aura fait offrir au choix du ministre, par le directeur médical.

ARTICLE 6.

Dans les circonstances graves, dans lesquelles le ministre croirait avoir besoin d'être éclairé par le concours de plusieurs médecins, il formerait une commission temporaire prise parmi les principaux en activité à Paris, ou même parmi les professeurs de la Faculté : cette commission serait présidée par le ministre, ou par le directeur médical.

ARTICLE 7.

Le titre de pharmacien est supprimé; mais les pharmaciens, actuellement en activité, qui n'ont pas borné leurs études à la chimie et à la pharmacie, et qui sont reçus docteurs, feront de droit partie du cadre légal, en qualité de médecins, dans le grade correspondant, et placés par ancienneté, selon l'annuaire, parmi les médecins et les chirurgiens dont la fusion est consommée.

ARTICLE 8.

Il est compté cinq ans de services, à titre d'études préliminaires, aux docteurs admis dans le service militaire.

ARTICLE 9.

Les médecins dans leur spécialité, prennent rang entre eux selon leur grade, et leur classe. Cette hiérarchie, toute spéciale, ne comporte ni directement, ni par assimilation, de grade militaire.

Un décret du Président de la République déterminera le rang et les honneurs auxquels le personnel du service de santé aura droit, ainsi que les diverses prestations attribuées à chaque grade.

ARTICLE 10.

La première formation du corps des médecins militaires, aura lieu par ancienneté de grade; ainsi, le n° 1er appartiendra au chirurgien principal promu le 9 mars 1834; le n° 2, au pharmacien principal nommé le 5 février 1836; et le n° 3 revient au médecin principal, qui date seulement du 13 juillet 1839; puis, en suivant ainsi le droit de l'ancienneté.

ARTICLE 11.

Les chirurgiens et les pharmaciens qui ne sont pas aujourd'hui docteurs, devront en obtenir le diplôme dans le délai de six mois, à partir de la promulgation de la présente loi, ou être mis en non-activité ou en retraite, selon les droits.

ARTICLE 12.

L'annuaire de 1851 porte 47 principaux; de ce nombre, cinq ne sont pas reçus docteurs: si dans six mois leur position n'a pas changé, ils seront mis en retraite. Or, il restera 42 principaux susceptibles de faire partie du nouveau cadre; mais, comme il n'en admet que 30, douze principaux seront nécessairement placés *à la suite*, en attendant des vacances dans le *cadre légal*.

J'ai vu avec regret que le projet ministériel avait borné la fusion aux chirurgiens et médecins, quand celle des pharmaciens était aussi utile que facile; car le cadre actuel offre en pharmaciens-docteurs 5 principaux, 8 pharmaciens-majors, 18 aides, aussi docteurs, ce qui donne 31 pharmaciens qui ont droit d'entrer dans le cadre; ajoutez à ce nombre 133 chirurgiens sous-aides, qui, avant de prendre leurs degrés, exerçaient les fonctions de pharmaciens, vous aurez 164 médecins-pharmaciens, quand le projet du ministre n'en demande que 125 : vous aurez donc réellement 164 médecins qui feront face à tous les besoins, et sans frais.

On voit le doigt de l'Intendance dans la conservation d'un corps de pharmaciens; car, ce n'est pas un médecin qui aurait établi dans l'article 1er du projet ministériel, que le service de santé est dévolu aussi, à des pharmaciens : *risum teneatis......* Les pharmaciens, proprement dits, sont au traitement des maladies, ce que les couteliers sont aux opérations chirurgicales.

Que l'Intendance militaire se rassure; car la pratique médicale, d'après la doctrine d'Hippocrate, n'exigera pas de grands et de nombreux magasins de médicaments; je reconnais d'ailleurs à l'Intendance le droit et le devoir d'exiger un compte exact de pharmacie ; et un mémoire de cuisinière justifierait aussi bien l'emploi journalier des médicaments; mais, non dans une forme aussi bizarre que compliquée, que le sont aujourd'hui ces inextricables mémoires d'apothicaires...

Avec le nombre de médecins, tel qu'il est établi dans le cadre, on fera très aisément le service médical, chirurgical et pharmaceutique ; car, en supprimant des titres inutiles, personne n'a entendu supprimer d'indispensables fonctions.

J'ai trouvé les dénominations de médecins principaux, consacrées et caractérisant mieux le grade, que celles de divisionnaires; j'en dis autant de celles de médecins de régiment et d'hôpital, comme bornant trop étroitement l'action du ministre, touchant les emplois, ou placements des médecins.

Les mémoires de médecine, chirurgie et pharmacie militaires, n'ont servi qu'à une sorte de charlatanisme, qui a fait parvenir des compilateurs et des plagiaires effrontés. Il y a deux excellents livres à faire dans l'intérêt de notre service : c'est un bon formulaire pour les hôpitaux militaires, et un règlement qui pourrait coordonner parfaitement les rapports du service de santé, avec les services militaires et administratifs.

A Plainval, par Saint-Just (Oise), le 15 août 1851.

CHOQUET,

Docteur en médecine de la Faculté de Paris,
Officier de l'ordre national de la Légion d'honneur.

Paris. — Imprimerie de L. Martinet, rue Mignon, 2.

www.ingramcontent.com/pod-product-compliance
Lightning Source LLC
LaVergne TN
LVHW052042160826
845678LV00003B/1490